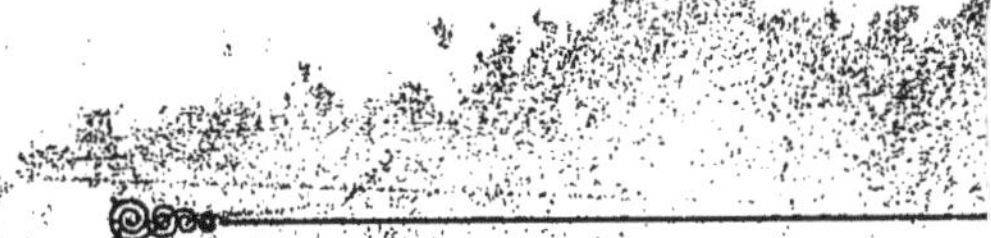

MÉMOIRE

COURONNÉ PAR LA SOCIÉTÉ MÉDICO-CHIRURGICALE DE BRUGES

PRIX : MÉDAILLE EN VERMEIL

SUR LE DIAGNOSTIC

DES

GROSSESSES DOUBLES

PAR

L'AUSCULTATION ET LE TOUCHER

SE SERVANT DE CONTRE-ÉPREUVE

PAR

M. EUGÈNE DE SÉRÉ

D. M. F. P.

MÉDECIN AIDE-MAJOR AU 2e RÉGIMENT DES GRENADIERS DE LA GARDE IMPÉRIALE

MEMBRE DE LA SOCIÉTÉ MÉDICALE ALLEMANDE DE PARIS

LAURÉAT MEMBRE CORRESPONDANT DE LA SOCIÉTÉ MÉDICO-CHIRURGICALE DE BRUGES.

La nouveauté est de tous les temps,
la nature a toujours des mystères.

PARIS

IMPRIMERIE DE J. CLAYE

7 RUE SAINT-BENOIT

1856

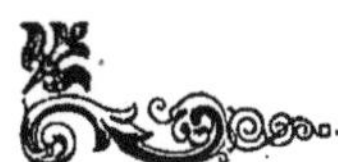

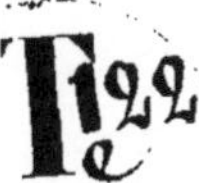

MÉMOIRE

SUR LE DIAGNOSTIC

DES

GROSSESSES DOUBLES

PAR

L'AUSCULTATION ET LE TOUCHER

SE SERVANT DE CONTRE-ÉPREUVE

PAR

M. EUGÈNE DE SÉRÉ

D. M. F. P.

MÉDECIN AIDE-MAJOR AU 2e RÉGIMENT DES GRENADIERS DE LA GARDE IMPÉRIALE
MEMBRE DE LA SOCIÉTÉ MÉDICALE ALLEMANDE DE PARIS
LAURÉAT MEMBRE CORRESPONDANT DE LA SOCIÉTÉ MÉDICO-CHIRURGICALE DE BRUGES.

PARIS

IMPRIMERIE DE J. CLAYE

7 RUE SAINT-BENOIT

1856

La matière reçoit le rayon d'en haut, l'homme réfléchit.

La vie est une flamme qui brûle deux corps que l'air et la terre alimentent : l'union des corps amène la volupté, un éclair passe, c'est l'étincelle de vie d'un nouveau corps. Ainsi va le monde.

A Memphis, un rayon de soleil incendie un bûcher et le phœnix renaît de ses cendres.

A Cythère, c'est un enfant qui allume un flambeau sur l'autel de l'hyménée, et Vesta conserve l'étincelle du feu sacré.

Un homme vierge, prêtre d'un Dieu fait homme, appelle les bénédictions de Dieu sur l'union de deux êtres, deux âmes créées à l'image de Dieu, et il leur dit : Croissez et multipliez.

La génération de l'homme a lieu par l'union de deux êtres distincts, l'homme et la femme; ils ont des sexes et des organes différents, qui produisent un même résultat en apportant chacun des éléments particuliers; la femme un œuf, l'homme le sperme.

La femme porte l'enfant neuf mois et elle le nourrit de son sang; elle l'amène à la vie extérieure, il respire et elle le nourrit de son lait.

Chez la femme adulte, chaque mois lunaire il se détache un œuf susceptible d'être fécondé. L'*ovaire* [1] est l'organe où il se forme : quand il est mûr, il abandonne l'ovaire, et cet acte constitue la période des menstrues; variable de vingt-quatre heures à huit, neuf et jusqu'à dix jours.

L'aspect de l'ovaire, à ce moment, est à peu près

1. L'ovaire de la femme est absolument comme celui de la poule qui n'a pas de coq et qui pond son premier œuf. Tuez-la, ouvrez-la : vous avez vu le premier revêtu de sa coquille, vous en voyez un deuxième qui l'est simplement de sa pellicule et qui aura sa coquille le lendemain; puis il y en a de toutes les grosseurs jusqu'à de tout petits qui se confondent avec le tissu de l'organe lui-même. Les menstrues sont une véritable ponte; mais la poule pond ses œufs fécondés et les couve dans un nid.

celui-ci : le tissu boursouflé en un point déterminé a formé comme une petite cerise, dont l'œuf est le noyau ; la *trompe* est un organe qui relie l'ovaire à l'*utérus*, elle s'applique dessus cette petite poche dont l'enveloppe amincie se rompt ; la substance sanguinolente qu'elle contient entraîne l'œuf dans le conduit, qui l'amène dans l'utérus. Là aussi un travail s'est produit, chaque vaisseau vient s'offrir tout gorgé de sang ; la membrane muqueuse tuméfiée forme des plis pour le loger ; vienne la liqueur fécondante de l'homme, cet œuf adhère aux parois de l'utérus, s'y implante[1] ; tout autour de lui, une sorte d'inflammation a lieu, qui ferme le col, la grossesse existe. Mais si la femme est restée seule, toutes ces bouches de vaisseaux gonflées par le sang le laissent échapper et ce sang entraîne l'œuf, qui est perdu et sort avec lui par le vagin.

Les choses ne se passent pas toujours ainsi : d'abord la chute d'un œuf peut être sollicitée par les excitations de l'amour ; il y en a toujours plusieurs de tout prêts ; et qui peuvent être fécondés ainsi en dehors de l'époque des règles ; surtout, peu de temps après, quand les voies sont encore ouvertes.

L'œuf chemine le plus souvent seul, par l'une des trompes, quelquefois deux par la même trompe successivement ; il est fort rare qu'ils arrivent à la fois,

---

1. L'adhérence du *placenta*, ou délivre, au tissu de l'utérus est une véritable implantation analogue à celle du guy sur le chêne.

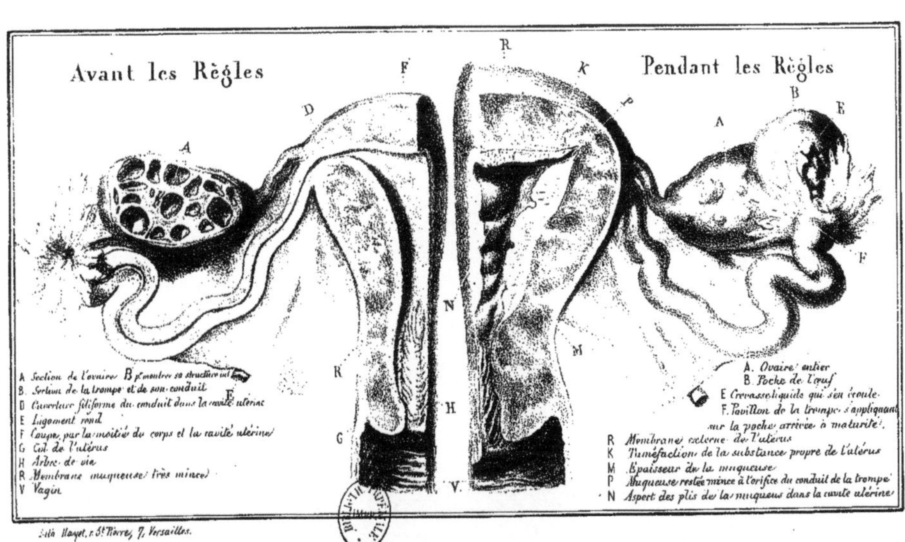

Avant les Règles
Pendant les Règles
A Section de l'ovaire B p. montrer sa structure int.
B Section de la trompe et de son conduit
D Ouverture filiforme du conduit dans la cavité utérine
E Ligament rond
F Coupe par la moitié du corps et la cavité utérine
G Col de l'utérus
H Arbre de vie
R Membrane muqueuse très mince
V Vagin
A. Ovaire entier
B. Poche de l'œuf
E Crevasse liquide qui s'en écoule
F. Pavillon de la trompe s'appliquant sur la poche arrivée à maturité.
R Membrane externe de l'utérus
K Tuméfaction de la substance propre de l'utérus
M Épaisseur de la muqueuse
P Muqueuse restée mince à l'orifice du conduit de la trompe
N Aspect des plis de la muqueuse dans la cavité utérine

un par chaque trompe; et ce qui rend raison des phénomènes de la grossesse double ou multiple, un œuf a plusieurs ovules qui sont fécondés à la fois.

Le lieu physiologique où doit s'opérer la fécondation est l'utérus, organe spécial du développement du fœtus. Le sperme détermine l'activité, la vie de l'œuf, et il est probable qu'il le fixe là où il l'atteint. Les grossesses extra-utérines : dans la trompe, dans l'ovaire, dans l'abdomen même, en seraient une preuve; et sont une preuve positive que le sperme chemine dans la trompe et jusque dans l'ovaire, où la fécondation peut se faire accidentellement et non physiologiquement.

L'homme devient adulte plus tard que la femme; le rôle qu'il joue dans la génération est plus important.

La liqueur fécondante de l'homme, *le sperme*, se forme dans le *testicule*, organe essentiel analogue à l'ovaire, il se réunit dans les *vésicules séminales*, le *pénis* n'est qu'un organe de transmission.

Le sperme est doué de vie, les animalcules spermatiques sont un *fait*, on les retrouve dans presque toute l'échelle animale, ils sont visibles à l'œil armé d'un instrument, le *microscope* [1] : une portion micro-

---

1. Il suffit d'un grossissement de 300 fois pour bien voir les sper-

scopique atteint l'œuf et cela suffit pour déterminer, d'une manière frappante, la ressemblance extérieure du visage, des formes et jusqu'aux signes particuliers les plus ténus[1]; voire même le caractère, les qualités intellectuelles et la constitution. Ce qui met hors de doute qu'après la fécondation, le séjour dans le sein

matozoaires; les hommes impuissants n'en ont pas; leur nombre et leur vivacité sont en raison directe de la vigueur des individus; l'enfant et le vieillard n'en ont pas.

1. Un homme meurt le lendemain de ses noces et son enfant lui ressemble autant que s'il était demeuré avec sa femme dans la plus parfaite union; et cela existe naturellement, se fait tout seul. N'y pouvons-nous rien?

Je porte à la commissure de l'œil gauche un petit signe rouge que ma mère porte au même endroit. J'ai onze frères ou sœurs, il n'y en a que deux blonds comme moi, ils sont les seuls à l'avoir aussi, placé de même, rougissant dans les mêmes émotions. — J'ai au bras gauche un réseau veineux dont le dessin diffère de celui du bras droit, c'était identique chez mon père; et je possède un corps étranger sous la peau, roulant sous le doigt, à la même place, satellite de la même veine, au même bras que mon père.

La question de ressemblance ne doit être prise cependant que comme preuve incidente et non complète d'un phénomène où entre la question des contraires qui s'unissent pour former un tout nou‑ veau; la ressemblance n'étant que la trace de deux types qui tendent à se fondre. Il y a bien encore d'autres lois dont ce n'est pas le lieu de parler; mais la ressemblance est un puissant argument pour faire comprendre que, puisque si peu de substance s'imprègne si bien du cachet des deux types, le principal rôle étant joué dans l'amour par le cerveau, ce qui est mis hors de doute par la maladie de cet organe et la folie qu'amène l'onanisme : la volonté doit jouer un rôle capital dans les éléments qui constituent l'homme, esprit et corps, avant, pendant et après l'union des sexes.

de la mère n'est qu'une incubation, une *couvée* [1], que l'utérus n'est qu'un organe secondaire quoique spécial, ce qui est matériellement prouvé par les grossesses extra-utérines où le fœtus peut naître vivant.

L'œuf de l'homme sert de type à la création : il met un mois lunaire, quelquefois moins, à atteindre sa perfection; car il n'est rien d'absolu. C'est à partir de la fécondation seulement qu'on trouve des différences dans la nature. L'œuf fécondé vit de la vie de la mère dans l'utérus pendant neuf mois lunaires; dans le genre homme, l'acte qui l'*expulse* constitue l'*accouchement*.

Ces neuf mois, ce sont neuf périodes de formation, à moins que la tendance à la répétition de l'acte à

Il suffit d'une émanation de l'homme dans un éclair de volupté pour créer un être nouveau. Le regard d'un grand homme peut féconder une intelligence et la rendre supérieure ; cette fécondation a lieu comme toute fécondation : sans s'en douter le grand homme rayonne et une effluve se loge et met le feu dans un foyer tout prêt. Il le fait aussi par l'effet de sa volonté. C'est ainsi que se sont formées les grandes époques où tous les génies ont vu le jour, ensemble satellites d'un astre qui paraît étranger à chacune de leurs individualités. Ils ont grandi et brillé absolument comme ces flammes de diverses couleurs qui, dans les feux d'artifice, reçoivent le feu du même artificier.

1. L'utérus est l'analogue du nid pour l'oiseau, de la noix de galle pour la mouche ; la poche de la sarigue du Kangouroo, sert de trait-d'union : c'est un nid portatif qui contient matrices et mamelles.

chaque époque menstruelle, chez certaines femmes, n'ait pas de valeur comme action sur le fœtus, ce qui n'est pas probable puisqu'il vit de ce sang. Pourquoi chacune de ces périodes ne servirait-elle pas à classer les animaux? Le système nerveux est la partie vive de l'être; c'est là que s'élabore tout ce qu'il y a de plus parfait, de là que partent, la volonté, le mouvement. Dans les animaux les plus simples, les polypes, on ne voit que des nerfs épars; montez, vous trouvez déjà un tronc de nerfs, la moelle épinière; plus haut, c'est la moelle avec des nerfs qui en sortent; encore plus haut, la moelle se partage en deux, les nerfs se séparent en paires (comme les membres), pour se rendre à la périphérie du cerveau où ils ne se mêlent pas, etc..... La nature procède ainsi du simple au composé, de la moelle au cerveau; nous devons la suivre et l'étudier de même, et il est certain que ce doit être plus facile. Tout se tient et s'enchaîne et tout se groupe et se limite aussi; le cerveau de l'enfant, au premier mois, devrait porter écrit, successivement, par la forme et la quantité, la forme et la quantité de toute la masse cérébrale d'une série animale; le deuxième mois, une autre série plus élevée, et ainsi successivement.

Demandez à une femme si le moment de sa vie où elle a eu conscience de sa valeur n'est pas celui où dans un tressaillement de joie, elle a dit je suis mère; joie sans nom pour l'homme à qui Dieu l'a refusée. La volupté suit partout la génération : pour être seule à éprouver le tressaillement, la volupté du premier mouvement de l'enfant dans son sein, ce n'en est pas moins intime et moins vrai. Cette volupté a sa cause, sa raison d'être : ne serait-ce pas le point de départ d'une nouvelle espèce de vie, d'une nouvelle génération, de la génération propre de la femme? [1] N'y aurait-il pas à partir de cet instant une séparation marquée entre ce qui s'est produit et ce qui va se produire? La volonté, le mouvement et les organes qui y sont attachés par exemple.

Les plantes respirent et absorbent le jour, dans un même air, composé de même, des substances différentes de celles de la nuit. L'alternative du jour et de la nuit comme l'évolution de la lune tous les mois, a lieu pendant que l'enfant se forme ; je ne la crois pas sans influence, et les femmes n'en tiennent pas toujours compte.

Le rôle de la femme dans la gestation est passif comme dans la génération ; elle est complétement dominée par la situation, son devoir est de s'y laisser aller en entier. Son rôle ne devient-il pas actif au

---

1. La volupté est en raison de l'importance de l'acte auquel elle est liée : mieux l'organe est disposé, plus près il est du centre des sensations, plus l'être est parfait. Il est à remarquer que la femme est en haut de l'échelle pour cela, car les espèces animales où le fruit se développe au dehors en sont privées et sont tout au bas ; ainsi le poisson ne couve même pas. Cependant, les épinoches et les épinochettes font un nid et relient ainsi les poissons aux autres ovipares ; comme les (Marsupiaux), les sarigues ont relié les ovipares aux mammifères.

moment où le premier mouvement de l'enfant a lieu?
Et les rôles ne sont-ils pas un peu changés? [1]

L'homme sert de type à la génération; quoi d'é-
trange dans les grossesses multiples? C'est le chaînon
qui relie le type à la série, c'est la comparaison
devenue sensible.

[1]. Un magnétiseur dirait : La génération domine l'homme et la
femme en qui elle a réparti des attributions : de même dans le ma-
gnétisme. La *volonté*, le magnétiseur endort; le *sujet*, la somnam-
bule *obéit*, elle dort, et son sommeil *enfante* les merveilles des
choses incomprises et cachées; *il* veut et elle n'est plus de ce monde,
elle voit, sent et agit autrement. Mais il ne comprend pas comment
sa volonté a *produit* tout cela : il a l'agent, la cause, observe des
effets, mais ne comprend plus qu'il ait pu tant faire : à lui d'écouter,
d'obéir et de *croire* : et cependant il n'a qu'à vouloir et tout cesse,
elle ne dort plus; et le réveil en chassera jusqu'au souvenir. Cent
fois la raison la plus saine et la plus froide est le jouet d'un songe
qui courbe les fronts les plus hauts. Le doute, applique là les convic-
tions les plus sûres et les plus habituelles pour refuser leurs témoi-
gnages les plus certains et lasser les plus tenaces. Mais on revient
fasciné par l'attrait de l'inconnu pour rentrer dans le monde *réel*
avec un éblouissement nouveau. Aussi le *sage* met-il en pratique le
procédé de l'employé du télégraphe électrique qui plonge prudem-
ment son fil en terre tant que l'orage gronde dans l'air : la terre
ferme ainsi le circuit, l'étincelle *lumineuse*, qui, fondrait, volatilise-
rait le fil conducteur et dérangerait l'appareil, s'écoule tout douce-
ment : et on réserve l'électricité *occulte* pour le service des dépêches
à l'usage du public.

DIAGNOSTIC

DE LA

GROSSESSE DOUBLE

PAR

L'AUSCULTATION ET LE TOUCHER

SE SERVANT DE CONTRE-ÉPREUVE

Deux enfants jumeaux renfermés dans la cavité de la matrice constituent une grossesse double.

Peut-être faudrait-il ranger sous la même dénomination les cas, fort rares du reste, où une grossesse utérine simple coïnciderait avec le développement d'un autre fœtus en dehors de la matrice.

Les grossesses doubles sont assez fréquentes; on en compte à peu près une sur quatre-vingts. Le chiffre des naissances est assez élevé pour que la plupart des médecins et des accoucheurs en rencontrent quelquefois dans leur pratique ; leur diagnostic offre donc quelque intérêt. Il n'en est pas de même des grossesses triples, qui sont excessivement rares : je ne parlerai que pour en faire mention des couches de quatre, cinq, et jusqu'à neuf enfants ; ces faits, rapportés par un assez grand nombre d'auteurs, mais dans un but purement historique, n'ont pas tous le même droit à notre créance [1].

Ajouter une hypothèse de plus, pour expliquer la

1. Kennedy (*London medical Gazette*) cite un avortement à trois mois de cinq enfants. — M. Bourdois (*Gaz. méd.*, 1840, p. 569), une grossesse de quatre enfants, accouchement au septième mois. — Ambroise Paré (ch. v, p. 1014) : « Et de nostre temps, la femme d'un gentilhomme, sieur de Maldeneure qui est une maison entre Sarthe et Maine, paroisse de Sceaux, près Chambellay, eut, la première année de son mariage, deux enfants ; la deuxième, trois ; la troisième, quatre ; la quatrième, cinq ; la cinquième, six, dont elle mourut ; il y a un desdits six enfants qui est aujourd'huy sieur dudit lieu de Maldeneure. »

Marcinus Cromerus, au livre ix de l'*Histoire de Pologne*. « escrit qu'en la province de Cracovie, une dâme fort vertueuse et de grande et ancienne maison, qui se nommoit Marguerite, femme du comte de Virloflacus, accoucha, le 20e jour de janvier 1269, d'une ventrée de trente-six enfants vifs. » (Une estampe la peint supportant un ventre prodigieux de grosseur, avec une large bande de toile passant sur les épaules.)

Mauriceau, en 1740 (*Traité d'accouchements*, livre i) : « J'estime pour fable l'histoire ou le conte de dâme Marguerite, comtesse de Hollande, qui, en 1276, accoucha de trois cent soixante cinq enfants qui tous reçurent le baptême, et moururent le même jour, ainsi que la mère ; cette calamité ayant été infligée à cette dâme pour avoir dit des injures à une mendiante qui portait deux jumeaux dans ses bras au moment ou elle implorait *son assistance*. »

cause de ces faits étranges, ne servirait peut-être pas à éclairer la question ; et, du reste, cela n'entre pas dans le cadre que je me suis tracé. Quoique je sois porté à admettre qu'un seul coït fécondant rend raison des cas où il n'y a qu'un seul placenta pour les deux œufs ; tandis qu'on pourrait croire que les cas où chaque œuf est pourvu de son placenta exigeraient deux rapprochements successifs et assez rapprochés : c'est un fait acquis, que la grossesse double peut résulter d'une cohabitation unique. Généralement, les deux enfants sont du même sexe ; s'ils naissent de sexe différent, c'est l'exception ; le contraire, c'est la règle. Renfermés chacun dans une poche distincte, chaque poche se compose des trois membranes ordinaires ; par exception il n'y a qu'une poche unique ; cependant les deux enfants sont toujours séparés par une cloison formée par leur membrane amniotique, de telle sorte que les cavités sont toujours distinctes. Les jumeaux Siamois devaient n'avoir cependant qu'une poche ou tout au moins leurs deux poches communiquaient.

Très-souvent il n'y a qu'un seul placenta, on pourrait dire que c'est la règle ; cependant il n'est pas très-rare de les rencontrer complétement distincts et séparés. Les circulations sont néanmoins presque toujours indépendantes, qu'il y ait deux placentas ou qu'il n'y en ait qu'un. Ce fait a été prouvé au moyen d'injections de coloration différente, poussées par l'un et l'autre cordon ombilical ; mais, comme il est arrivé aussi que les deux circulations étaient solidaires l'une de l'autre, il en est résulté qu'il est toujours prudent de lier avec soin le cordon du premier enfant qui est expulsé, pour obvier à un accident très-grave, une hémorrhagie souvent mortelle.

Les considérations qui rendent le diagnostic des grossesses doubles d'une utilité assez grande avant le travail, se tirent des dangers que présente le travail lui-même, l'accouchement et la délivrance. Les suites que ces états entraînent après eux, et les dangers qui leur sont inhérents, obligeront de passer en revue toutes ces phases de l'accouchement. Deux petits enfants, au lieu d'un, réclament, au moment de leur naissance, des soins qu'il est utile de prévoir, voire même deux nourrices.

HISTORIQUE.

Je commence l'historique du diagnostic de la grossesse gémellaire en 1621, avec Guillemeau, auteur d'un ouvrage d'accouchements à peu près complet, et voici en quels termes il s'exprime [1] :

Signes que la femme est grosse de deux enfants. « Quelquefois la femme peut estre grosse de deux enfants ; les signes ne s'apparoissent que le troisième ou quatrième mois de sa grossesse, ce qui se manifeste

---

1. Guillemeau, ch. III, p. 17.

et par le mouvement de l'enfant, et par la grandeur et enflure du ventre de la mère. Quant au mouvement, il y a apparence qu'il y a deux enfants si, tant du côté dextre que sénestre, au même instant il s'aperçoit un mouvement qui soit fort et puissant. Pour la grandeur : si le ventre se reconnoît plus grand et enflé qu'aux autres grossesses ; si les deux flancs de la femme sont plus élevés que le milieu du ventre, et que, depuis le nombril jusqu'au pénil, il s'apparoisse comme une séparation des deux côtés, laquelle soit un peu enfoncée ; si la femme porte difficilement tel fardeau, et que son ventre lui tombe sur les aines et cuisses, l'on peut dire qu'il y a deux enfants. »

En 1740, Mauriceau [1], dont l'ouvrage a eu une grande vogue, complète ainsi ce sujet : « Les signes se remarquent fort peu jusqu'à ce que les deux enfants aient un mouvement manifeste. Si la femme est extrêmement grosse, sans soupçon d'hydropisie, si le cours de la grossesse est plus pénible, que le ventre soit plus tendu, en rondeur de tous côtés, sans être aussi en pointe que dans la grossesse à un seul enfant ; vers les deux derniers mois, les jambes et les cuisses sont fort enflées, même quelquefois les deux lèvres de la vulve et le pubis. »

Ces deux auteurs, qui ont traité d'une manière à peu près complète tout ce qui a trait aux signes sensibles dans le sujet qui nous occupe, nous conduisent

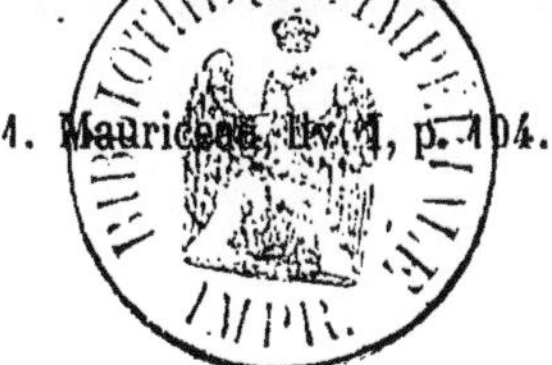

1. Mauriceau, liv. 1, p. 104.

jusqu'à 1818, où Mayor, chirurgien de Genève[1], a appliqué l'auscultation à l'art des accouchements. Laennec[2], dans son grand ouvrage sur l'auscultation, fait mention d'un mémoire sur l'auscultation appliquée à l'étude de la grossesse, par M. Lejumeau de Kergaradec, D. M. P., Paris, 1822[1], où il dit entre autres choses : « Dans le cas d'une grossesse double ou multiple, il est évident que l'on entendrait deux cœurs et même deux pulsations (*placentaires*) dans des points différents de l'utérus. Après la sortie d'un premier fœtus, on pourra également reconnaître qu'il en existe un second. » Déjà, depuis la publication du mémoire de M. de Kergaradec, je sais qu'une grossesse double a été reconnue à l'aide du stéthoscope quelques jours avant l'accouchement. Dans la même page, il écrit : « M. d'Ollivry, médecin de Quimper, me rapporte : « J'ai reconnu bien positivement sur quatre femmes la vérité des observations que vous m'avez communiquées. Je me suis assuré, en introduisant la main dans la matrice, immédiatement après la sortie de l'enfant, que le point où j'avais entendu les pulsations avec souffle avant l'accouchement correspondait exactement à celui où le placenta était implanté. Je suis tellement convaincu de cette vérité, que je ne répéterai plus cette recher-

1. *Bibliothèque universelle de Genève*, t. ix, p. 248 ; nov. 1818.
2. Laennec, *Traité d'auscultation*, liv. iii.
3. Lejumeau de Kergaradec, *Mémoire sur l'auscultation appliquée à l'étude de la grossesse*, 1822.

che qui est assez pénible pour la nouvelle accouchée. S'il vous fallait une nouvelle preuve à l'appui de l'opinion que vous m'avez manifestée relativement à la cause qui produit ce bruit de souffle, vous la trouveriez comme moi dans sa cessation, à l'instant même où l'on coupe le cordon ombilical. » Ce fait, souvent expérimenté et dans des conditions de saine observation, serait de nature à jeter du jour sur une question très-controversée, à savoir, si ce bruit de souffle a son siége dans l'utérus au lieu d'insertion du placenta. C'est là une véritable *contre-épreuve* que la section du cordon pendant qu'on écoute. Que penser de ces 16 cas de grossesse double, rapportés par M. Holl, où il aurait prononcé d'avance que dans les cas où il avait entendu les bruits de souffle des deux côtés, il y avait eu deux fœtus avec deux placentas séparés; 1 seul cas dans ces 16 lui ayant offert un placenta commun? Selon lui, alors même qu'on n'entendrait qu'en un seul point les battements du cœur, s'il y a deux bruits de souffle, on peut diagnostiquer la présence de deux enfants. De cette façon, il semble qu'on pourrait diagnostiquer la grossesse double, et que l'un des enfants pourrait être mort, et sa présence dévoilée nonobstant. Mais je le crois dans l'erreur, tous les auteurs rejettent cette manière de voir et nient la relation établie entre le siége du bruit de souffle et l'insertion du placenta. Aussi laisserai-je la question au point où je la trouve, et ne parlerai-je des bruits soufflants autrement que pour en faire mention.

Un article de Desormeaux, de l'année 1824 [1], inséré dans le *Dictionnaire de médecine*, s'exprime en ces termes : « Il y a deux enfants, lorsqu'on entend deux doubles pulsations sur deux points sensiblement distants; mais, de ce qu'on ne le constate pas, on ne peut tirer la conclusion contraire, attendu que la situation des enfants peut nuire à la transmission de l'une d'elles. » Il n'accorde aucune valeur au bruit de soufflet pour la constatation de la grossesse gémellaire. Le savant accoucheur M. C. Naegele, en 1830 [2], s'étonne qu'on n'ait pas accordé à l'auscultation toute l'importance qu'elle mérite. Il rapporte deux observations de grossesses gémellaires reconnues par ce moyen. Des pulsations fœtales existaient en des points fort éloignés, et, de plus, elles n'étaient pas isochrones. Dans un cas, l'une des pulsations se renouvelait de 120 à 133 fois par minute, et l'autre de 161 à 170. Dans une autre circonstance, il put rassurer une femme qui croyait son enfant mort, car il entendit les battements du cœur bien distinctement.

Dans une des séances du mois de mai 1831, M. Bodson [3] soumit au jugement de l'Académie de médecine un mémoire dans lequel il s'est efforcé de prouver que l'auscultation ne devait pas seulement

1. Desormeaux, *Dictionn. de méd.*, en vingt et un vol., t. x; 1824.

2. *The Lancet*, 13 nov. 1830 (Depaul, *Traité d'auscultation*, p. 23).

3. *Archives générales de médecine*, t. xxvi et xxvii; mai 1831.

servir à établir l'existence de la grossesse et à donner des notions sur la vie ou la mort du fœtus, mais encore qu'en permettant d'entendre les battements du cœur pendant toute la durée du travail, elle devait, pendant les accouchements difficiles, donner les moyens d'observer les nuances diverses de force ou d'affaiblissement, de lenteur ou de rapidité, que peut alors offrir la circulation intra-utérine; faire apprécier les circonstances favorables ou fâcheuses dans lesquelles se trouve le fœtus, et déterminer, par conséquent, s'il convient de hâter la délivrance ou de l'abandonner aux efforts naturels.

C'est à la suite de la lecture de ce rapport que l'Académie nomma une commission à l'effet d'examiner le mémoire de M. Bodson : MM. Danyau, Deneux et Paul Dubois, furent choisis. Le travail de M. Dubois, portant sur l'examen attentif de 300 femmes, fut un véritable traité sur la matière. Après le mémoire de M. de Kergaradec, qui peut être considéré comme *l'inventeur* de l'auscultation obstétricale, celui de M. Dubois est le plus complet qui ait encore paru. Malgré tout l'intérêt qu'il offre à d'autres points de vue, je me borne à citer un paragraphe qui analyse trois observations ayant trait à notre sujet. Je vais le rapporter en entier pour le faire suivre de quelques réflexions.

« Il était naturel de penser que chez une femme
« enceinte de plusieurs enfants, l'auscultation per-
« mettrait de découvrir des doubles battements sur

« différents points des parois abdominales. Les dé-
« tails dans lesquels nous sommes entré déjà peu-
« vent vous faire connaître que cette circonstance
« même serait très-peu probante, à moins que sur
« deux points très-éloignés l'impulsion n'eût égale-
« ment le même degré de force et de netteté; on
« pourrait présumer aussi que dans ce cas il y aurait
« un défaut d'isochronisme entre des battements
« partant de deux centres d'impulsion différents; tel
« devait être l'objet de nos investigations. Les
« femmes dont nous venons de parler furent exa-
« minées par nous avec la plus scrupuleuse atten-
« tion pendant leur grossesse et pendant le travail
« de l'accouchement, avant et après l'écoulement des
« eaux de l'amnios. Notre examen pendant la pre-
« mière période du travail ne nous permit nullement
« de reconnaître la présence de deux enfants. Les
« doubles battements, chez ces femmes, furent enten-
« dus très-distinctement dans un point, mais assez
« obscurément dans plusieurs autres pour que nous
« n'ayons soupçonné dans ces cas, comme dans
« beaucoup d'autres, que le résultat d'une transmis-
« sion éloignée; mais lorsque après la rupture des
« membranes de l'une des poches et l'écoulement des
« eaux de l'amnios, la cavité utérine eut diminué
« de capacité, que les parois de l'organe se furent
« appliquées presque immédiatement sur le tronc de
« l'un des deux fœtus; il devint facile alors de re-
« connaître les doubles battements assez distincts,

« et sur deux points assez éloignés pour qu'il fût,
« sinon certain, du moins très-probable, qu'ils étaient
« produits par l'impulsion de deux cœurs différents.
« Tous nos soins furent employés dès ce moment à
« rechercher quel était le système des deux circu-
« lations. Il nous a semblé qu'il existait un isochro-
« nisme parfait entre les pulsations des deux cœurs.
« Peut-être nos recherches ne purent-elles se pro-
« longer assez longtemps pour nous permettre
« d'apercevoir quelques différences. Il n'est sans
« doute pas inutile de noter ici que dans un de ces
« cas l'enfant qui naquit le premier se présenta et
« parcourut le bassin en 6ᵉ position (Baudelocque),
« c'est-à-dire que sa région dorsale répondait à la
« paroi postérieure de l'utérus, qu'elle était, par
« conséquent, inaccessible au stéthoscope et que les
« doubles battements, que nous avons parfaitement
« distingués, nous ont été transmis par la région
« antérieure latérale gauche de la poitrine. Il est
« aisé de voir que nos résultats, peut-être trop peu
« nombreux, n'ont pas tout à fait confirmé les es-
« pérances que l'on avait conçues; mais qu'il nous
« soit permis d'ajouter que nous n'avons pour-
« tant rien à regretter, car si l'auscultation, inutile
« au diagnostic pendant la durée d'une grossesse
« multiple, peut néanmoins nous éclairer pendant le
« travail, ce moyen d'exploration nous fournit des
« lumières alors même qu'elles peuvent nous être
« réellement utiles. »

La conclusion que l'auscultation est inutile au diagnostic pendant la grossesse ne peut pas être rigoureusement tirée. Si, comme l'a indiqué plus tard M. Dubois lui-même, il eût suivi avec soin les irradiations de chacun de ces bruits dans l'intervalle qui les séparait, il est probable qu'en un point plus ou moins exactement situé au milieu, ils auraient disparu en décroissant. L'isochronisme est une circonstance qui n'est pas constante.

Sans doute il est précieux d'entendre bien plus distinctement ces bruits après l'écoulement d'une partie des eaux de l'amnios, mais l'agitation qui règne autour d'une femme en travail, et quelquefois sa brièveté, peuvent faire regretter de n'avoir pas assez de temps; et du reste, comme le dit fort bien M. P. Dubois, dans une autre partie de son travail, il est toujours possible sans trop de gêne pour la femme, de mettre le stéthoscope en rapport avec les parties fœtales en déprimant les eaux de l'amnios; et on pourra parvenir sinon à découvrir, du moins à soupçonner fortement l'existence des bruits avec leurs caractères, avant la rupture des membranes.

Depuis lors, M. Dubois a observé des cas plus heureux, qui lui ont fait attribuer à l'auscultation des ressources diagnostiques plus grandes. Dans une leçon qui a eu lieu le 16 juillet 1853, il a surtout insisté sur la détermination de deux bruits du cœur fœtal en deux points éloignés de l'abdomen, avec leur summum d'intensité bien distinct. Ces idées, exprimées *ex cathedra*, résument la science actuelle, et il demeure constant que l'application de l'auscultation aux positions du fœtus, aidée du toucher, n'a pas encore cours dans la science pour le diagnostic des grossesses doubles.

Depuis le mémoire de M. P. Dubois, un ouvrage a paru, qui date de 1847; son auteur, M. Depaul, a étudié l'auscultation obstétricale sous toutes ses faces; son ouvrage est le seul complet sur cette matière. Ses conclusions, successivement admises par les auteurs, sont celles que l'on reproduit partout, quoiqu'elles ne soient pas encore toutes admises. En le remerciant du bienveillant accueil que j'ai reçu de lui, je dois dire que c'est à la suite de la lecture de son ouvrage que, cherchant à vérifier les propositions qu'il émet, j'en ai fait l'application qui fait le sujet de ma thèse.

Aidé des bons conseils de M. Cahen, mon chef de clinique dans le service d'accouchements, de ceux de M. le docteur Pajot, j'ai pu vérifier une à une bien des lois, les varier et m'assurer de leur exactitude. Il m'est arrivé souvent de poser un diagnostic de présentation par l'auscultation, que ces messieurs ont reconnu exact; mais un fait s'est présenté deux fois, et sur deux femmes différentes, qui m'a laissé des souvenirs très-précis. Les voici :

Une femme couchée au n° 20 était près de son terme; elle avait eu pendant quarante-huit heures environ des douleurs prématurées qui l'avaient engagée à entrer à l'hôpital; ces douleurs avaient pré-

paré et avancé beaucoup le travail; le col était
suffisamment ouvert et souple pour laisser pénétrer
facilement le doigt. Par les bruits du cœur du fœtus,
situés manifestement à droite et en bas, avec leur
summum d'intensité à 3 ou 4 centimètres de l'épine
iliaque antérieure et supérieure, je diagnostique une
deuxième présentation céphalique (occipito-iliaque
droite); je confirme par le toucher ce que je trouve.
Un quart d'heure après tout au plus, M. Cahen a la
bonté de l'examiner; au toucher, il trouve bien que
c'est la tête qui se présente, mais en première position occipito-iliaque gauche. Étonné d'entendre les
battements du cœur au point où ils doivent avoir leur
summum, dans une première présentation, j'ai écouté
aussi à droite, et les bruits avaient entièrement disparu; j'en conclus que la position avait varié. La
femme nous dit en riant que ce n'était pas la peine
de tant chercher, qu'elle avait la conscience d'un
changement de totalité de son enfant, qui avait même
eu lieu très-vite. L'accouchement s'est effectué le
même jour dans cette dernière position; les eaux de
l'amnios étaient très-abondantes. L'autre fait est analogue, mais les changements n'ont été observés que
par moi seul et à deux jours d'intervalle; il n'est pas
par conséquent intéressant au même titre. Le diagnostic des positions du fœtus, que tout le monde
n'admet pas, a fait l'objet principal de l'étude que
j'ai ébauchée à la Clinique d'accouchements. J'ai peu
vu de présentations du siége; soit bonheur, soit tout

autre motif, je les ai bien diagnostiquées. Pour toutes ces expériences, j'ai eu constamment le soin de *comparer* la sensation de l'ouïe à celle du tact, et j'en suis arrivé à beaucoup les simplifier l'une par l'autre. Le toucher me donnait-il un résultat, M. Depaul m'avait appris que l'oreille devait se placer en un lieu désigné dans ce cas, et c'était celui-là que je choisissais tout d'abord. Des bruits que je n'aurais pas perçus, je crois, si je n'avais pas été prévenu de leur siége, ont pu l'être par ce moyen. Parfois aussi, après avoir ausculté, je *rectifiais* une erreur de toucher; en limitant le champ de l'exploration, elle est nécessairement mieux faite, et plus vite, et c'est un avantage, car on est obligé de tenir compte de l'impatience et du mauvais vouloir des malades. J'ai donc adopté les opinions de l'auteur, et j'oserai presque dire en connaissance de cause, je ne les ai pas vérifiées toutes, parce que je n'en ai pas eu l'occasion, mais je suis plus porté à les admettre qu'à les rejeter.

Un cas qui a dominé toutes mes expériences est rapporté à la page 318 [1]. « Dans le commencement « de l'année 1833, je reconnus par l'auscultation que, « chez une femme grosse de huit mois et demi, l'en- « fant se présentait par l'extrémité pelvienne. Après « avoir porté ce diagnostic, je pratiquai le toucher, « et je pus, en introduisant mon doigt dans un col « souple et entr'ouvert, constater la présence des

1. Depaul, *Traité d'auscultation*, p. 318, 319.

« deux pieds. Je fis part de ce résultat à la sage-
« femme en chef de la maison, qui, le matin, sans
« que je le susse, avait examiné la même femme avec
« le doigt, et avait constaté, au contraire, une pré-
« sentation de la tête; elle était si sûre du résultat de
« son examen, qu'elle ne douta pas un instant que
« je n'eusse commis une erreur. Sur ma demande,
« elle se livra à une seconde investigation, et ne fut pas
« peu surprise de trouver, comme je le lui avais dit,
« les deux pieds au-dessus de l'orifice, et rien qui pût
« appartenir à la tête. M. P. Dubois, ainsi que M. Ca-
« zeaux, qui était alors chef de clinique, purent véri-
« fier le même fait.

« Quelque temps après, ainsi que j'en avais l'ha-
« bitude pour toutes les autres, je voulus vérifier les
« résultats stéthoscopiques obtenus une première fois
« sur cette femme, et j'obtins des données tout à fait
« différentes; mais elles me parurent tellement posi-
« tives, que, sans hésiter, j'annonçai une présentation
« de l'extrémité céphalique. Le toucher fit en effet
« reconnaître que le sommet correspondait au détroit
« supérieur; M. Dubois, madame Callé et M. Cazeaux,
« intervinrent de nouveau, et furent du même avis.
« L'accouchement eut lieu quelques jours après, et
« l'enfant s'engagea en première position du som-
« met. »

C'est donc sous toute réserve qu'on peut annoncer
que l'accouchement aura lieu dans la position indi-
quée, quoique les cas où les enfants changent ainsi

de place soient fort rares dans les derniers temps de la grossesse : je n'ai jamais procédé qu'en vue de cette *contre-épreuve*, quand j'ai pu la faire ; et dans le cas de jumeaux qui est venu s'offrir à moi, il est arrivé précisément au moment où je m'occupais le plus activement de ce genre de recherches ; il est naturel que l'observation que je rapporte dans ma thèse en montre l'utilité pratique. Le moyen n'est pas neuf, bien s'en faut, mais l'application en est nouvelle pour le cas particulier des grossesses doubles. J'ai pu connaître l'état de la science sur la question en Allemagne ; on est étonné de trouver Siebold parmi les auteurs qui n'accordent pas à l'auscultation toute sa valeur. M. C. Naegele n'est pas dans les mêmes errements ; les auteurs modernes les plus répandus, Kywisch, Scansoni, reproduisent les idées de nos auteurs français, et notamment de M. Depaul. Quoique l'article de Scansoni sur la grossesse double ne soit pas long et fort intéressant, je m'abstiens d'en transcrire la traduction. Les auteurs anglais sont dans le même cas, ce qui résulte des recherches que M. le Dr Campbell m'a très-gracieusement communiquées en ami.

EXPOSITION.

Comme pour la grossesse en général, la grossesse double tire ses signes diagnostiques de deux ordres différents, signes *rationnels* et signes *sensibles*.

L'énumération des moyens à employer pour s'assurer qu'une grossesse existe est indispensable, les signes spéciaux à la grossesse gémellaire n'ayant de valeur qu'autant qu'on les différencie des premiers; avant de s'en occuper, il faut donc savoir qu'il y a grossesse.

Ce n'est jamais dans les premiers mois qu'on a cherché à établir la distinction entre les divers genres de grossesse ; une première base est nécessaire, c'est la certitude qu'elle existe. Il faut donc que toutes les manifestations qui doivent nous la donner aient pu être observées pour que les éléments du sujet qui nous occupe soient dignes d'appeler l'attention. A quelle époque commence donc pour l'observateur la possibilité de découvrir si c'est un seul ou deux produits de conception qui se sont développés? La réponse à cette question se trouvera dans l'exposé des signes eux-mêmes et l'époque où ils se montrent dans toute leur netteté ; je passerai donc en revue rapidement les signes propres à la grossesse, et surtout ceux qui ne se montrent que dans l'époque la plus rapprochée de la conception, et laisserai de côté ceux qui ne sont pas de nature à jeter du jour sur notre sujet.

Signes rationnels.—Plus de règles ; envies de vomir, vomissements. Les seins se gonflent, avec picotement et douleur ; le mamelon fait saillie ; une coloration marquée de l'aréole se montre, puis se fonce davantage, devient mouchetée. On y voit des tubercules glandiformes, qui subissent un développement successif, et quelquefois, véritables mamelons rudimentaires, fournissent quelques gouttelettes de lait dans les derniers temps de la grossesse ; une auréole, mouchetée aussi, s'étale, un peu plus pâle qu'elle, autour de l'aréole ; les veines du sein deviennent plus volumineuses et saillantes, on y voit même de véritables vergetures.

La région hypograstique s'aplatit dans le premier mois ; au deuxième et au commencement du troisième, elle fait déjà une saillie légère. Au cinquième et au sixième, c'est une tumeur abdominale arrondie, fluctuante, convexe, qui fait saillie ; des inégalités dures et demi-molles s'y font sentir ; elle envahit tout l'abdomen et se loge jusque sous le rebord des fausses côtes, avec les mêmes caractères vers le neuvième mois[1].

Pour la grossesse double, les signes rationnels, tirés de l'absence des règles doivent être soigneusement constatés pour en rapprocher comparativement l'époque, le volume des tumeurs utérines n'étant plus le même s'il s'agit de grossesse simple ou composée. Pour ce qui est des modifications des seins, dont l'époque n'offre rien de bien déterminé, elles sont les mêmes dans les deux cas, de même pour l'ombilic. Mais pour la région hypogastrique, le volume varie sensiblement, à partir de trois mois surtout. C'est le

---

1. Voir les traités spéciaux d'accouchement.

moment où l'ampliation devient rapide : on est étonné chaque jour des progrès de la tumeur, et, à six mois, on pourrait être facilement induit en erreur sur l'époque de la conception. Une grossesse à terme rend raison du volume de l'utérus à six mois pour la grossesse gémellaire (voir obs. 2); plus on se rapproche de l'époque de l'accouchement, plus ces différences tendent à s'effacer, et le ventre est si gros à neuf mois, il occupe si bien toute la capacité de l'abdomen, qu'il faut une attention toute spéciale, surtout sur la forme, pour les distinguer des hydropisies de l'amnios, qui ne sont pas excessivement rares, et peuvent tromper. Mais si on est bien certain, à six ou sept mois, que la femme ne se trompe pas pour la dernière époque de ses règles et que l'utérus soit aussi développé qu'à neuf mois, c'est là un signe très-important à noter, mais il est loin d'être absolu.

Les signes rationnels propres à la grossesse double ne se remarquent que lorsque les enfants ont déjà un développement manifeste ; rarement on peut y songer à partir du troisième ou quatrième mois. On dira que la femme que l'on observe est probablement grosse de deux enfants, si elle est extrêmement grosse, sans soupçon d'hydropisie, tant générale que des eaux de l'amnios ; on tiendra compte, dans ce cas, de la taille, de l'état de maigreur ou de corpulence de la femme, et de la conformation du bassin ; si le cours de la grossesse a été pénible, que des mouvements actifs, nets, et bien séparés par un intervalle assez grand de part et d'autre de l'abdomen, se fassent sentir au même moment. Considérant en outre la forme du ventre, on tirera des lumières de ce que les deux flancs où se portent les deux enfants sont plus élevés que le milieu du ventre, où se montre une ligne de démarcation un peu déprimée, allant du mont de Vénus à l'ombilic; si la tumeur a tendance à tomber sur les aines et les cuisses (cette disposition a été comparée à un cœur de carte à jouer, et plus exactement au ventre de la grenouille). On peut observer encore une gêne marquée, qui s'accompagne, dans les deux derniers mois, d'enflures des jambes et des cuisses, parfois aussi des grandes lèvres, de la vulve et même de plusieurs autres parties du corps, et notamment du visage et des paupières.

Signes sensibles. Se tirent de l'augmentation successive du volume du poids de l'utérus, de l'élévation de son fond, qui, manifeste au niveau du détroit supérieur à la fin du troisième mois, s'avance à la fin du quatrième jusqu'au milieu de l'espace compris entre le pubis et le nombril, puis s'achemine plus rapidement vers l'ombilic : au cinquième mois, il en est à un travers de doigt; au septième, il est déjà à quatre travers de doigt au-dessus; au neuvième, il gagne le rebord des fausses côtes; mais il baisse dans la dernière quinzaine, et ce moment est intéressant à noter [1].

1. Enfant l'un devant l'autre, p. 49.

Les modifications du col, signes si importants et si bien connus de quelques praticiens exercés, n'ont pas été étudiées dans les variations spéciales qu'ils pouvaient subir dans le cas de grossesse simple et de grossesse composée.

Le palper abdominal, avec l'aide du toucher vaginal, peut faire apprécier, d'une manière à peu près exacte, le volume de l'utérus, l'organe se trouvant compris entre l'une et l'autre main. Les déplacements et la forme sont aussi reconnus sans trop de difficulté par le même moyen. A la fin du troisième mois, le volume de la tête d'un enfant d'un an représente bien l'utérus; entre cinq et six mois, les deux sortes de palper, vaginal et abdominal, changent de direction pour ainsi dire, et ce qu'ils doivent constater est assez sensible pour qu'ils agissent séparément sans inconvénient; cependant il est bon de les réunir pour se contrôler l'un l'autre passé cette époque, quoiqu'ils ne puissent donner des sensations aussi franches. Quoi qu'il en soit, par le palper abdominal, aux cinquième et sixième mois, on sent de la fluctuation, des inégalités et des mouvements actifs du fœtus; au septième, ces mouvements sont plus énergiques; aux huitième et neuvième, mieux limités, ils ne sont plus des mouvements de totalité.

Pour le toucher vaginal, sans nous occuper des positions du col, de son degré de mollesse ou d'ouverture, des distinctions pour les primipares et les multipares, il nous rend compte de ce qui survient dans la tumeur utérine. Jusqu'à cinq mois, ce fut une tumeur dure et de consistance presque uniforme, mais si de cinq à six, on porte la pulpe de l'index à la partie antérieure et supérieure du vagin, quelquefois on perçoit de la mollesse et de la fluctuation; quelquefois la tumeur est dure, arrondie, résistante.

On constate le ballottement. Au septième mois, le ballottement est très-net; dans le huitième, il est très-obscur, et très-souvent il n'y est que très-difficilement; au neuvième, soulèvement de la tête ou de la partie qui se présente.

En dernière analyse, on percevra les bruits sthoscopiques, d'après M. Depaul, à la fin de la douzième semaine et dans les quinze jours suivants, en les étudiant avec méthode et patience. Ces bruits sont un bruit de soufflet isochrone au battement du pouls, qui s'accompagne du bruit dû à l'impulsion du cœur du fœtus, qui, une fois bien établi, donne à lui tout seul, et sans crainte d'erreur, l'assurance de l'existence et de la vie de l'enfant.

Signes sensibles propres à la grossesse double. — On ne s'est adressé qu'à l'auscultation du bruit du cœur fœtal, laissant de côté les bruits soufflants; et voici quelles sont les conclusions des auteurs modernes.

Quand il y aura deux enfants :

1° On entendra les battements du cœur en deux points de l'abdomen très-éloignés.

2° On constatera un défaut d'isochronisme entre eux.

3° On devra éviter une première cause d'erreur, c'est que souvent les pulsations du cœur d'un seul fœtus retentissent dans des points très-éloignés; pour cela, de l'un à l'autre point où on entend les battements distincts, on mènera une ligne fictive qu'on suivra avec le stéthoscope. Si on a affaire à un fœtus unique, la force et l'intensité du bruit seront les mêmes sur toute la ligne; dans le cas où il y a deux fœtus, ces limites s'affaibliront pour disparaître au milieu, que l'on parte de l'un ou de l'autre point.

4° On évitera de confondre le bruit du cœur fœtal avec le bruit du cœur de la mère, et pour cela il suffira de tâter le pouls.

5° On devra s'abstenir si les deux fœtus sont situés l'un devant l'autre.

6° On s'abstiendra encore si on a quelque raison de croire à la mort d'un des fœtus.

L'auscultation a été appliquée au diagnostic des positions du fœtus. Voici les résultats donnés pour certains cas par M. Caseaux, dernier ouvrage complet qui ait paru sur les accouchements et qui résume les opinions sur cette question.

1° Le fœtus est en première position du sommet (occipito-iliaque gauche), lorsqu'on perçoit les battements du cœur en bas, en avant et à gauche; il est en deuxième position du sommet (occipito-iliaque droite), lorsqu'on les entend en bas, en avant et à droite.

2° On peut soupçonner une présentation du siége, lorsque les pulsations sont entendues au niveau ou au-dessus de l'ombilic ; le point où ils seront le plus forts indiquera le rapport du plan postérieur du fœtus. Ce soupçon deviendra presque une certitude, quand ce signe sera fortifié par ceux qui sont fournis par le toucher.

D'après M. Depaul, qui a poussé ses investigations plus loin, on diagnostiquera :

1° Les premières positions de l'épaule droite ;

2° Les deuxièmes positions de l'épaule gauche ;

Ces deux cas étant les seuls où le dos répond à la paroi abdominale antérieure.

1° Première position de l'épaule droite. Si le summmum d'intensité se trouve sur la partie antérieure du segment inférieur de l'utérus, le bruit, s'étendant dans une direction à peu près horizontale, s'entendra dans l'espace compris entre l'une et l'autre fosse iliaque, au lieu de se porter en diminuant de bas en haut vers le fond de la matrice ; il manquera dans une grande partie de la région supérieure de l'organe.

2° Épaule gauche en deuxième position. De même, sauf pour le point summum qui se trouve à droite au lieu d'être à gauche.

Les deux positions (deuxième épaule droite, première épaule gauche), n'ont pas le dos en avant, et le signe est plus obscur, quoiqu'il ait les mêmes caractères ; les pulsations s'entendent sourdes et éloignées.

Utilisant ces lois, on pourra diagnostiquer une grossesse double, sans tenir compte, 1° de l'isochronisme, 2° de la mort d'un des fœtus; pourvu que, 1° celui qui a cessé de vivre occupe le segment inférieur de l'utérus, 2° que le toucher vaginal permette de distinguer la partie qui se présente au col de la matrice.

1° Si l'auscultation fait soupçonner une présentation pelvienne, ce soupçon devient une certitude si le toucher vaginal vient la confirmer [1].

2° L'auscultation [2], appliquée aux positions du fœtus quelles qu'elles soient, donne, dans l'immense majorité des cas, des résultats certains (Depaul). Les cas où ce serait l'une ou l'autre épaule en position première pour l'épaule droite, en position seconde pour l'épaule gauche, admises par le même auteur, je crois pouvoir les admettre aussi, surtout en vérifiant au moyen du toucher.

3° Si l'auscultation donne pour résultat une présentation ou position quelconque que le toucher confirme, il n'y a qu'un seul enfant, et il est dans la position désignée.

1. Cazeaux, *Traité d'accouchements*, p. 152.
2. Depaul, *Traité d'auscultation*, p. 325 et suiv.

*4° L'auscultation ayant établi une position ou pré-
sentation quelconque, si le toucher qui lui sert de contre-
épreuve vient contredire ce premier diagnostic, on a
affaire à une grossesse double ou à un monstre.*

Le cas le plus commun et le plus clair est celui-ci :

Exemple : Les pulsations fœtales sont entendues à
droite, au niveau ou au-dessus de l'ombilic; on diagnostique une présentation du siége droite. Par le toucher,
on constate une présentation occipito-iliaque gauche.
Il faut donc conclure pour le même utérus, comme
on eût conclu pour deux utérus séparés, à l'existence d'un premier enfant en position du sommet;
d'un second, en position pelvienne, car le même
enfant ne peut avoir, à moins de monstruosité, la
tête en haut et en bas, et si les deux signes que j'ai
employés sont des signes certains, le résultat doit
l'être aussi.

Tous les cas qui peuvent s'offrir à l'expérience
n'ont pas le même degré de netteté ; aussi toutes les
lois qui régissent l'auscultation doivent trouver ici
leur place, et servir à mieux préciser les faits, à éclairer les points douteux ; le toucher, servant à chaque
fois de contrôle, servira à donner plus de précision
encore, et certains faits ne seront pas, malgré cela,
toujours parfaitement jugés.

L'heureuse application de ce signe a été faite sur
une femme dont l'observation suit, et j'ai pu annoncer la présence de deux jumeaux pendant les huit
derniers jours qui ont précédé son accouchement.

PREMIÈRE OBSERVATION.

Une femme âgée de dix-neuf ans, du nom de Fanny Leclerq, marchande des quatre saisons, entre à l'hôpital des Cliniques, le 27 du mois d'août 1852 ; elle est couchée au n° 3. Sa physionomie offre quelque chose de particulier pénible à voir ; elle paraît sans force, étendue sur son lit ; on dirait que son ventre lui pèse au delà de toute expression ; elle a le visage pâle et bouffi, les paupières œdémateuses, ainsi que les aines et tout le membre inférieur. Après avoir essayé, sans fruit, d'une interrogation qu'elle est incapable de soutenir, tant par le trouble de ses idées que par la difficulté de s'exprimer, je me livre à l'exploration de l'abdomen, qui offre tout d'abord l'aspect d'une tumeur volumineuse, s'élevant à quatre travers de doigt au-dessus de l'ombilic, qui est lui-même saillant et tiraillé dans tous les sens ; une ligne gris sombre s'étend de son pourtour au mont de Vénus ; le bas-ventre est sillonné de vergetures ; les seins ont aussi cette coloration brune de l'aréole particulière aux femmes enceintes. Le volume du ventre comporterait un produit de conception très-volumineux ; mais l'anasarque générale ne permet pas trop d'en juger ; on ne sent pas les mouvements de l'enfant. Je n'ose, vu son état, ni l'ausculter, ni la toucher. M. Dubois ordonne, à sa visite, une saignée de trois palettes.

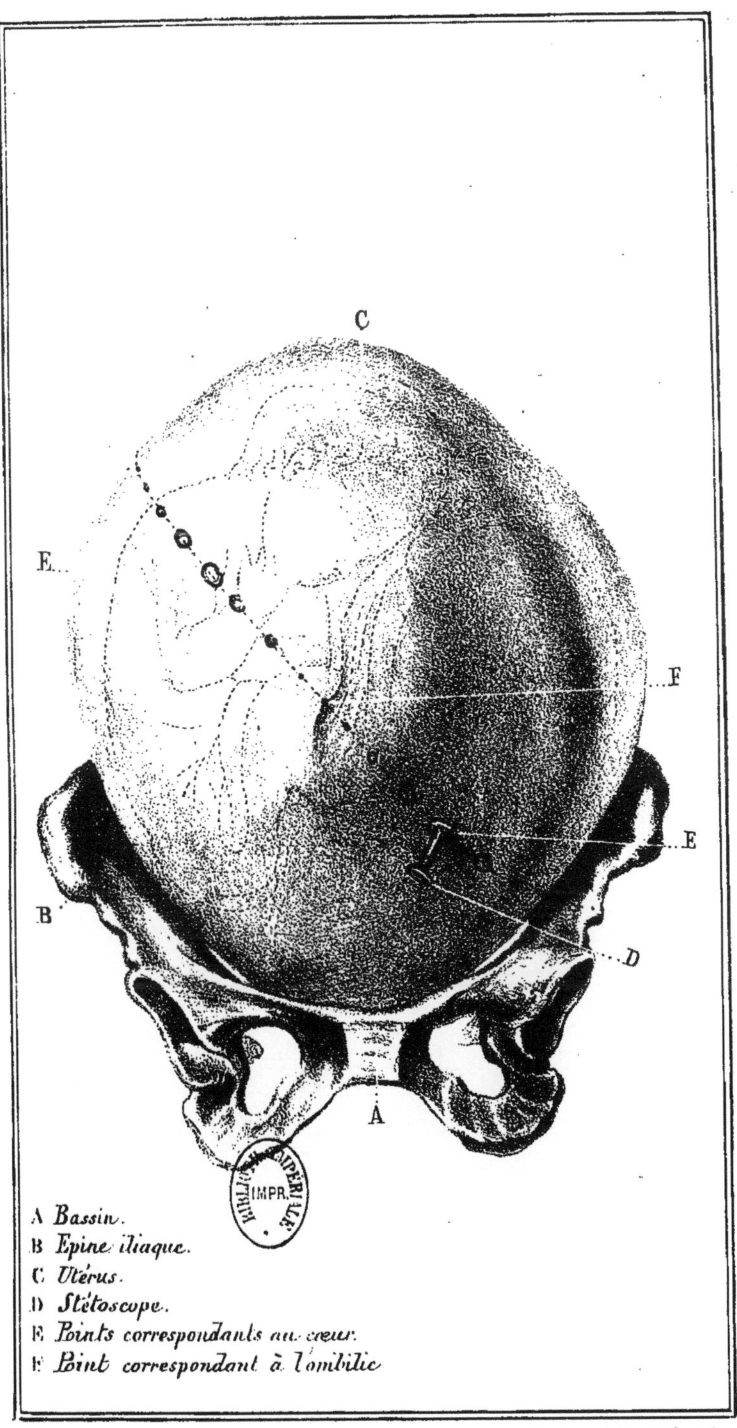

A Bassin.
B Epine iliaque.
C Utérus.
D Stétoscope.
E Points correspondants au cœur.
F Point correspondant à l'ombilic

Lith. Hayet, r. St Pierre, 7, Versailles.

Le 28 août, la malade est mieux ; l'oreille armée
du stéthoscope, j'explore le côté gauche de l'abdomen, suivant une ligne étendue de l'épine iliaque
antérieure et supérieure gauche, à la base de la poitrine à droite, en passant par l'ombilic. A 3 ou 4 centimètres de l'épine, un bruit fœtal se fait entendre,
net et distinct ; il diminue en suivant de bas en haut
la ligne fictive que je me suis tracée ; à l'ombilic, il
disparaît ; on aurait dit que ce point était un diaphragme insonore, d'où naissaient de part et d'autre
des bruits inégaux, d'abord faibles, puis plus forts.
Le summum d'intensité a pu être déterminé en haut,
à droite, un peu plus vers la ligne médiane que
sur la ligne supposée. Pour les bien entendre, le
stéthoscope devait appuyer sur le fond de l'utérus,
qui est projeté fortement en avant. Je prends le bras
de la mère pour tâter le pouls et j'en trouve le rhythme
bien différent de celui des bruits que j'ai perçus. Le
plus grand calme a présidé à mon exploration : pas
un mouvement dû au fœtus, pas une contraction utérine ; à gauche, j'ai pu croire que les battements sont
plus rapides ; l'idée de la grossesse double se présente vivement à mon esprit. M. le Dr Pajot a la
bonté de l'examiner avec moi. Après avoir constaté
les bruits distincts, à droite et à gauche, de cette
espèce de diaphragme fictif, nous appliquons en
même temps l'oreille sur les deux points désignés : le
nombre des pulsations était le même, à peu près 150
à 151 par minute. M. Pajot me conseille, et avec

raison, de suspendre mon jugement, vu l'isochronisme. Le ventre n'a pas très-sensiblement la forme
du ventre de grenouille, et le volume énorme de la
tumeur ne donne que des présomptions. Le palper
ne peut être exercé d'une manière convenable, à
cause de l'anasarque et de la sensibilité.

Le 29 août, j'examinai chaque bruit en particulier,
au point de vue du *diagnostic de la présentation*. En
haut, à droite, leur situation me fait dire que le fœtus doit présenter les fesses. J'introduis mon doigt
dans le vagin, et constate que le col est entr'ouvert;
il est irrégulier, mou, on y pénètre facilement; c'est
un corps dur, lisse et arrondi, présentant à gauche
la suture triangulaire (lambdoïde), qui permet de
diagnostiquer l'occiput et non les fesses. M. Cahen,
chef de clinique, et plusieurs élèves, s'assurent du
fait; on s'assure aussi que le bruit du cœur perçu en
haut, à droite, au-dessus de l'ombilic, est bien limité,
et que si l'on promène le stéthoscope de l'épine
iliaque droite à l'ombilic, et plus haut dans cette
direction, on ne perçoit pas de bruit fœtal. Je dis
alors que cela était la confirmation de ce que j'avais
annoncé la veille, puisque, trouvant toutes les conditions physiologiques nécessaires pour annoncer une
présentation du siége à droite, on ne trouvait rien
d'analogue au col de la matrice, et que c'était bien
manifestement l'extrémité opposée, la tête; ne considérant le bruit situé à gauche que comme confirmatif
de la présentation occipito-iliaque gauche. Ces bruits

situés à gauche ne sont plus que très-vaguement
perçus après la visite.

Le 30 août je trouve toujours le bruit du cœur,
avec tous ses caractères, en haut et à droite; ce qui
n'a pas varié un instant jusqu'au moment de l'accouchement. J'ai beau chercher à gauche, je ne perçois
aucun battement; mais, en approchant du pubis,
j'entends un bruit faible et profond, qui devient un
peu plus marqué près de la symphise. Le toucher
me donne un résultat qui m'étonne : ce n'est plus la
tête, et j'ignore quelle est la position nouvelle. M. le
Dr Cahen dit que c'est le dos. Sa partie accessible au
doigt est bien plus élevée; je ne sais ce qui vient de
se passer; mais je me reporte au diagnostic que j'ai
porté la veille, et je persiste à croire à la présence de
deux enfants, malgré l'ignorance où je suis de la
position de l'enfant en bas; car la présentation du
sommet a été confirmée par l'audition des bruits
du cœur à gauche et en bas; tandis que les battements situés en haut et à droite, qui, à la rigueur,
auraient pu être considérés comme dus à la résonnance des premiers, ne varient pas et demeurent seuls
bien nets et bien limités. Je m'absente deux jours, et
le troisième je reviens un peu ému au lit de la malade qui avait accouché de deux jumeaux du sexe
masculin : l'un, le premier, s'était présenté par
l'épaule, et il était mort; le second était né en s'en-
gageant par l'extrémité pelvienne.

DEUXIÈME OBSERVATION.

Rosalie Lacroix, le 6 décembre 1852, se trouve à la salle d'accouchements; elle est primipare, âgée de dix-neuf ans, modiste. La dernière époque de ses règles a été du 10 au 15 mai; elle est à six mois, mais le volume du ventre est celui d'une grossesse à terme. J'arrive seul auprès du lit de misère dans un moment où il est absolument impossible de la décider à se laisser examiner. La poche des eaux est percée depuis quelque temps. M. Dubois a constaté une présentation des fesses; la forme du ventre, qui est bien tranchée, surtout pendant les douleurs, permet de constater une ligne bien marquée séparant deux tumeurs distinctes. La persistance de la tumeur supérieure au moment où la tumeur inférieure disparaissait par l'engagement d'un tout petit enfant dont l'extrémité pelvienne se montrait à la vulve, m'engagea à envoyer chercher M. Dubois, pensant qu'il y avait grossesse double. Je fis part de mon idée : je reçus le premier enfant; il fut facile de toucher la poche des eaux du second, qui fut percée et donna passage à un enfant aussi faible que le premier. C'étaient deux garçons, le premier pesant 1,250 grammes, le second 1,060. M. Campbell, chef de clinique actuel, avait rédigé une petite note où il portait le diagnostic de l'existence des deux jumeaux, basé sur le volume du ventre, à six mois, la femme étant bien sûre de la dernière époque de ses règles ; la forme de l'utérus, et l'audition de deux bruits distincts et séparés par un intervalle de silence : cet intervalle était de peu, les bruits du cœur du premier enfant étaient situés si bas au-dessus du pubis, et même un peu transversalement, qu'il avait cru pouvoir confirmer par là une présentation de l'épaule et d'une petite main, que le toucher avait donnée à tort, il est vrai, puisque c'est le siége qui s'est engagé. Les bruits du cœur entendus au niveau de l'ombilic, et même un peu au-dessous, trouvaient leur raison d'être dans cette position du premier enfant (transversale). La petitesse des deux fœtus était la seule raison à invoquer, d'après les résultats de l'accouchement.

Un relevé de 18 observations recueillies à la Clinique d'accouchements, depuis le 1er juillet 1851 jusqu'au 6 du mois de décembre 1852, a pu offrir cela de remarquable, que deux avaient eu une grossesse double antécédente ; une troisième en avait eu trois doubles successives.

Cinq en sont à leur première grossesse, et, chose bizarre, quatre sur ces cinq ont dix-neuf ans.

Quatorze ont été observées : le premier enfant, en position du sommet ; le second ayant été expulsé d'une manière variable, mais plus souvent par le siége.

Six fois seulement les sexes étaient différents.

DISCUSSION.

1° Si l'auscultation donne pour résultat une présentation ou position du fœtus quelconque que le toucher confirme, il n'existe qu'un seul enfant, et il est dans la position désignée.

2° L'auscultation ayant établi une présentation quelconque, si le toucher lui sert de contre-épreuve et contredit ce premier diagnostic au lieu de le confirmer, on a affaire à une grossesse double ou à un monstre.

Le *toucher* et l'*auscultation* sont les signes les plus importants de la grossesse. Une connaissance exacte de tous les faits de nature à induire en erreur est nécessaire, et la pratique des accouchements en offre souvent auxquels on n'avait pas songé. Le toucher, considéré au point de vue des présentations du fœtus, permet de différencier l'extrémité céphalique de l'extrémité pelvienne. Les présentations de la tête, occipitales droites ou gauches, sont dans le même cas ; mais, dans les présentations du siége, il est presque impossible de savoir si le dos de l'enfant se trouve à gauche ou à droite. Dans les circonstances ordinaires, l'auscultation arrivera à des résultats heureux dans tous ces cas, mais certains faits y apporteront quelques restrictions.

Trois choses ont dû surtout m'intéresser et faire l'objet de mon étude, ce sont les cas désignés par les auteurs comme obstacle au diagnostic des grossesses doubles. Le cas d'un enfant mort; celui où, tous deux vivants, le rhythme de leur circulation est le même; celui enfin où ils sont situés l'un devant l'autre.

1° *Un des enfants est mort :* c'est le cas le plus favorable au signe que je présente, car il est dégagé de toute confusion ; mais il n'est pas indifférent que ce soit l'un ou l'autre des enfants, car, pour témoigner de leur présence, nous n'avons que le toucher et l'auscultation. Si je suppose seul vivant l'enfant situé à l'orifice du col, il aura, lui tout seul, le bénéfice des deux signes, et le second aucun ; s'il est mort, son cœur ne se fait pas entendre ; il est loin du doigt, qui ne peut rien statuer sur sa présence. Le premier, au contraire, aura sa position et son existence surabondamment prouvées ; ce n'est donc pas cette place que nous désirerons lui voir occuper ; mais c'est celui qui est mort qui doit s'offrir au col de l'utérus. Peu nous importe que son cœur se fasse entendre, le doigt suffit et pour dire qu'il existe et pour dire quelle est la partie qui se présente ; pour celui qui vit, son cœur bat, il suffit ; M. Depaul nous a appris quelle est sa position, rien qu'en sachant où on l'entend. Qu'est-il besoin du toucher? C'est donc dans le segment inférieur de l'utérus que doit se trouver l'enfant mort.

2° *Les bruits sont isochrones.* Ici la difficulté est peut-être moindre, car il n'y a pas d'exclusion à faire. Je choisis le bruit qu'on entend dans le segment supérieur de l'organe, je détermine sa nature, son siége, le point où se trouve son summum d'intensité, et par suite la position du fœtus qu'il représente; j'ai à établir qu'il n'est pas un bruit de résonnance, et je le limite bien exactement; je m'assure directement, par le toucher, que le second enfant ne présente pas la même extrémité, et le bruit du cœur, situé dans le segment inférieur, ne servira qu'à confirmer le diagnostic que vient de porter le doigt; je pourrai annoncer que l'un des enfants, celui situé en bas, s'engagera dans une position que je viens de déterminer, le second probablement, et il importe peu, soit que l'on se trompe, soit qu'il y ait changement.

3° *Les fœtus sont situés l'un au devant de l'autre.* Je n'ai cherché, pour le cas présent, qu'à déterminer le degré de fréquence de ce phénomène, car il n'est que trop vrai qu'il peut exister. Le cas le plus favorable à l'hypothèse que je viens d'énoncer est celui-ci : les deux fœtus sont de petite taille, ne sont engagés ni l'un ni l'autre dans le petit bassin, ils sont plongés dans une quantité considérable de liquide amniotique; l'utérus restera maintenu à l'état de sphère par une contraction tonique permanente; fortement tendu, et

projeté en avant par la colonne vertébrale, lui servant
de point d'appui, et contre laquelle le maintiennent
ses attaches naturelles. Les conditions que je viens
d'indiquer provoquent cette réflexion, que la grossesse n'est pas à terme, et qu'il est permis d'espérer
qu'à moins d'accouchement avant terme, si l'on observe à plusieurs reprises, on pourra jouir du bénéfice des changements si fréquents qui s'opèrent dans
la matrice, car cette position n'est pas naturelle. Une
circonstance peut être encore ajoutée qui peut pro-
voquer la présence de l'un des enfants au devant de
l'autre, c'est le cas où l'œuf, logé dans la partie
haute de l'organe, viendrait à se rompre prématuré-
ment, et le fœtus qu'il contient glisser entre la paroi
antérieure, d'une part, et l'autre fœtus; il le couvre
ainsi et empêche d'entendre les bruits dus à l'impulsion du cœur de ce dernier; ou bien que, se plaçant
entre le fœtus et la paroi postérieure de l'organe, ce
soient les siens qu'on n'entende plus. On ne pourra
rien conclure dans ce cas. Les deux œufs pourront se
rompre à la fois et la superposition se faire, et même,
comme je le rapporte quelques pages plus loin, les
suppositions les plus bizarres se vérifier : ainsi ils
peuvent être dos à dos, et l'un des deux à califourchon sur le cou de l'autre. Il est impossible de se
figurer une superposition plus parfaite.

La question du diagnostic demeure donc insoluble
si, *l'un des enfants étant mort, il occupe le segment
supérieur de l'organe. S'ils sont situés l'un devant*

l'autre, il va sans dire que, dans cette dernière hypothèse, les chances sont plus favorables.

Un accouchement par les fesses est un événement
peu commun dans la partie obstétricale. Quoique les
auteurs n'aient pas donné de ce fait une explication
satisfaisante, l'accouchement par le sommet est la
règle, et l'accouchement par le pelvis l'exception ; et
cela est heureux, car la raison de cette espèce de
choix que fait la nature se trouve dans la gravité rela-
tive des dangers que présente le travail dans les deux
cas. L'enfant vit sans besoin de respirer tant que le
sang circule chez lui après avoir subi le contact de
l'air dans le poumon de la mère ; et comme pendant
que la tête passe au détroit inférieur, le cordon peut
être comprimé, et l'enfant asphyxié par ce fait, tous
les accoucheurs ont insisté sur l'avantage des présentations par la tête. C'est encore un avantage pour un
autre motif : il n'est pas indifférent, pour le diagnostic de la grossesse double, que cette disposition naturelle ne soit pas contrariée par le développement de
deux produits de conception au lieu d'un ; car le diagnostic est fort difficile dans le cas de présentation
du siége, si on se place dans cette condition qui doit
faire la base de ma discussion, c'est-à-dire que l'un
des enfants sera mort, ou que, au cas où ils seraient
vivants tous deux, que les battements seront isochrones. Le plus souvent, en effet, c'est le sommet
que présente l'enfant qui tend à s'engager le premier.
La présentation du siége est beaucoup moins rare

que dans les grossesses simples, cependant, et cela
pour deux raisons : c'est que l'accouchement se fait
presque toujours avant terme, vers six ou sept mois;
rarement il atteint le huitième. On sait que les mouvements de totalité sont communs vers six et sept
mois de la grossesse, tandis qu'on les observe peu
vers le huitième et le neuvième, et c'est peut-être le
motif de la fréquence des accouchements avant terme
à sept mois et non à huit. Les relations de la matrice
avec le fœtus ne peuvent s'établir régulièrement, et
les mouvements actifs se gênent réciproquement,
malgré l'isolement des deux petits êtres dans des
membranes distinctes. Si nous admettons que ce soit
le sommet qui se présente, et que le développement
soit presque complet, le deuxième aura la tête en
haut; c'est le cas le plus commun. Car la tête est dure,
ronde, et doit rouler sur celle de l'autre, elle est la
portion la plus grosse du fœtus; le placement le plus
rationnel et le plus commode pour tous deux sera
l'opposition du gros bout de l'un au petit bout de
l'autre, et réciproquement. Cependant il peut se faire
que tous les deux soient disposés de telle sorte qu'ils
seront expulsés l'un et l'autre la tête la première.
Ces deux cas seraient également favorables, et en
voici la raison : de toute façon le sommet étant accessible au doigt, si on entend, au niveau ou au-dessus
de l'ombilic, ou plutôt dans la moitié supérieure de
l'organe, des bruits fœtaux qui siégent là, que ce
soit une position céphalique ou pelvienne du second

enfant, ils impliqueront toujours, dans les circonstances ordinaires, une présentation du siége. Cela conclu, après s'être mis à l'abri de toute cause d'erreur, si on touche et que ce soit la tête, il faut encore porter un jugement et dire : si sur deux femmes observées successivement on a porté pour la première un diagnostic de présentation pelvienne par l'auscultation, on la formulera ainsi : un enfant vit, qui est placé la tête en haut, le siége en bas ; son dos regarde le flanc droit de la mère, par exemple ; pour la seconde, un enfant est développé qui présente, par le toucher, l'extrémité céphalique en position occipito-iliaque gauche. On devra conclure, pour le même organe qui réunit ces deux conditions à la fois dans deux portions distinctes, que ce sont deux enfants qui s'y trouvent développés.

Supposons maintenant que l'antagonisme ne soit pas complet des deux façons, comme dans le cas supposé tout à l'heure ; que l'auscultation donne une position pelvienne le dos regardant le flanc droit de la mère, et, au toucher, que ce ne soit pas la présentation occipito-iliaque gauche, mais bien occipito-iliaque droite : de deux choses l'une : ou bien cette tête sera facilement accessible au doigt et engagée dans le détroit inférieur. Il est alors à présumer que la conclusion doit être la même que tout à l'heure ; mais il sera bon d'observer que, de toute nécessité, on n'entendrait les bruits du cœur que très-haut, et il serait même prudent de s'abstenir s'il n'existait

que ce bruit du cœur seul. Les autres signes stéthoscopiques sont alors fort utiles.

Ou bien la tête est située très-haut, au-dessus de
l'orifice interne du col et du détroit supérieur. Les
bruits du cœur pourront siéger au niveau de l'ombilic; et on ne devra pas conclure à une présentation
du pelvis, malgré la place qu'ils occupent : et surtout à une grossesse double; car l'implantation d'un
placenta volumineux sur le col, ou tout près, qui
soulève beaucoup le fœtus et la tête, une quantité
considérable de liquide, le maintient ainsi et distend
outre mesure l'utérus, de façon à faire croire à la
grossesse double. Ici un accoucheur exercé ne s'y
trompera pas, et M. P. Dubois m'a parfaitement
prouvé, dans un cas de cette nature, que j'aurais eu
tort. Mais si, malgré la situation très-élevée de la
tête, on peut savoir que l'occiput est en position opposée aux bruits du cœur qu'on a entendus au niveau
ou au-dessus de l'ombilic, on pourrait croire à une
conclusion telle que celle que nous cherchons. On
le devra dans la plupart des cas; mais il peut se faire
que la tête se trouve défléchie, et qu'arc-boutant
pour ainsi dire sur le détroit supérieur, le fœtus
représente, de la tête au sacrum, une ligne rigide
étendue en diagonale qui porte, très-haut et du côté
opposé, le lieu où siége le bruit du cœur. Est-ce à
dire que cela doive infirmer la valeur de ce fait, que
l'occiput tourné du côté opposé où il devrait être
posé confirme le diagnostic de l'auscultation? Non

sans doute, mais il doit rendre plus prudent, et surtout attentif; il peut arriver, et je l'ai déjà dit, le cas
est rare, qu'il y ait jumeaux, et que ce soit le siége
qui occupe le col de l'utérus. Le toucher, même en
des mains habiles, pourra-t-il nous faire distinguer
si le dos de l'enfant se trouve à droite ou à gauche?
Le défaut de concordance entre deux présentations
du pelvis, l'une droite, par exemple, fournie par
l'auscultation, l'autre gauche, fournie par le toucher, lèverait la difficulté. C'est le toucher qui fait
ici défaut. Quoique, dans la première observation, il
soit arrivé un moment où le premier enfant avait le
dos en travers du col, je n'entreprendrai pas, dans
un travail de cette nature, de considérer autre chose
que les huit positions respectives des deux extrémités l'une avec l'autre.

C'est vers quatre mois, quatre mois et demi qu'on
peut placer la limite extrême où on entend distinctement pour la première fois le bruit du cœur du
fœtus; le stéthoscope doit être généralement placé,
pour le percevoir, sur le fond de l'utérus; ce ne
peut être à cette époque que l'on songe à s'enquérir
de la présence de deux enfants. Cependant, comme
le volume du ventre, dans l'un et l'autre cas, c'est-
à-dire dans le cas de grossesse simple ou double, le
volume, dis-je, est bien différent, on pourrait être
facilement induit en erreur, car deux petits enfants
à l'âge de quatre mois, quatre mois et demi, ont une
circulation assez peu active, qui souvent ne peut se

faire entendre, de sorte que si on les entendait dans
ce cas, on aurait chance de se tromper, et dans
deux directions. Le volume du ventre comporterait
un fœtus plus âgé que ne le dit la femme, d'après la
dernière époque de ses règles; entendre le bruit du
cœur qu'on s'imagine ne devoir entendre que vers
une époque plus éloignée que quatre mois, semble-
rait confirmer le premier diagnostic, tiré du volume
du ventre. On méconnaîtrait aussi, sans doute, la
grossesse double, car les deux bruits seront si rapprochés, qu'on serait bien osé de se prononcer. L'isochronisme ou le non-isochronisme éclairerait peut-être
la question; mais il suffit de lire les difficultés inhé-
rentes à cet examen, de savoir qu'on peut entendre
une première fois les bruits du cœur, et les rechercher longtemps sans les retrouver, pour qu'on puisse
alors entendre successivement les bruits des deux
cœurs sans s'en douter. Le théâtre est trop restreint
pour que chaque chose y ait sa valeur, et il faut rejeter l'espoir d'arriver de si bonne heure à ce diagnostic. A cinq mois et demi, six mois, les signes
stéthoscopiques ont toute leur valeur, et il est possible d'annoncer la grossesse gémellaire si les deux
bruits, situés en deux points éloignés de l'abdomen,
avec un intervalle de silence, ont chacun leur summum d'intensité, bien distinct et non isochrone. Vers
cette époque peut se déclarer un commencement de
travail qui rendra le col perméable, et s'arrêter laissant les choses en cet état, ou bien devenir expulsif.

Le moment où on pourra ajouter les signes du toucher à ceux de l'auscultation ne peut être déterminé à l'avance, puisque vers cinq mois et demi et six mois il est celui d'une grossesse à terme, et qu'il n'y a rien que de naturel à ce que ce soit le moment de l'expulsion de l'œuf. Il faut aussi admettre que cette tendance, après s'être manifestée, s'arrête, laissant le col ouvert et perméable deux ou trois mois durant avant le travail définitif. Mais le toucher s'exercera d'une manière générale au moment du travail, et plus spécialement après la rupture de la poche des eaux, sans autre détermination plus précise, parce que le moment où l'utérus ne peut plus supporter son fardeau varie avec les femmes et avec les grossesses.

On peut espérer diagnostiquer la grossesse double dès cinq mois et demi si le col est suffisamment ouvert, malgré l'isochronisme des battements, quoique l'un des fœtus soit mort, si ce n'est pas celui qui est logé dans la partie haute de l'organe.

C'est presque une nécessité que je m'écarte un peu de mon sujet pour considérer la grossesse double non pas tant en elle-même que dans les soins qu'elle exige de l'accoucheur, soins spéciaux qu'il est utile de prévoir et d'indiquer d'avance. C'est donc au point de vue de l'intérêt qu'il y a et pour le médecin et pour la famille de connaître *a priori* ce qui va se passer, que je vais dire quelques mots. Les divisions adoptées pour classer les phases de l'accouchement vont être celles que je vais suivre. Je vais passer en revue le temps qui précède le travail, le travail lui-même avant la rupture des membranes, l'expulsion de l'enfant et la délivrance; là ne s'arrêtent pas les prévisions : l'état des deux petits êtres en réclame sa part.

1° *Avant le travail.* — Il est bon d'être prévenu que l'accouchement a lieu le plus souvent avant terme, et qu'il est bon de prendre ses précautions en conséquence. Si au moment où on découvre qu'il y a grossesse double, il n'y a pas d'infiltration et d'œdème, il est bon de l'annoncer, comme probable, à la femme, qui en sera moins effrayée. Mais le médecin devra voir là surtout une question du plus haut intérêt pratique et d'une grande gravité; l'albuminurie, et comme conséquence, les menaces d'éclampsie, affection plus commune chez les femmes grosses outre mesure, sans doute à cause de la distension du poids du ventre et de la compression des vaisseaux.

2° *Pendant le travail; avant la rupture des membranes.* — L'utérus fortement distendu par un corps étranger, double de celui qui s'y développe dans les conditions physiologiques ordinaires, outrepasse ses forces, et ses fibres musculaires trop tendues perdent leur ressort, si on peut s'exprimer ainsi. Les contractions expulsives seront d'abord moins énergiques; les efforts, répartis sur une trop grande masse, seront moins bien dirigés, et vont tendre plutôt à comprimer les deux enfants, et à s'épuiser dans ce labeur inutile et dangereux. La poche des eaux et l'enfant ne s'engagent pas franchement; le travail doit être *lent.* Une indication en découle, c'est de rompre les membranes si le col est jugé assez dilaté et assez souple pour que l'accouchement se fasse, et cela pour trois raisons : 1° c'est que l'utérus ne s'épuise plus à faire éclater la poche des eaux; 2° la partie qui se présente s'engage, les efforts s'exercent alors directement sur elle; en rapport direct avec les parois de l'utérus, l'enfant l'incite à se contracter; 3° l'utérus, moins tendu, a plus d'énergie.

3° *Expulsion du premier enfant.* — Une seule indication découle de cet état particulier, c'est qu'il est prudent d'intervenir en vue de la nécessité où se trouve l'organe de se débarrasser du second. J'entends intervenir, c'est que le médecin ne croie pas tout fini et qu'il reste, car il faut au contraire laisser la nature se réveiller d'elle-même pour chasser le deuxième enfant si cela ne dépasse pas une heure et demie à peu près, et que tout se passe bien.

4° *Après l'expulsion du premier enfant.* — Il y a bien des choses à considérer, des dangers graves à prévenir et à éviter. Des médecins ont été rappelés pour assister des femmes qu'ils avaient quittées après la naissance d'un premier enfant, sans se douter qu'il y en eût un second à naître. C'est un désagrément de clientèle, cela peut être en outre un cas qui ne manque pas de gravité. Il peut s'écouler longtemps avant qu'il arrive auprès de sa malade, et même alors qu'il arrive à temps pour faire l'accouchement, il peut avoir à déplorer de n'avoir pas agi. Ce que je vais dire va le prouver. Il faut d'abord s'assurer, après la naissance d'un enfant, que l'utérus n'en contient pas un second. Si la tumeur utérine n'est pas dure, rétractée ; si à un certain degré de mollesse se joint un volume assez notable, le doigt pourra reconnaître si les membranes ou quelque partie fœtale se présentent. Admettons qu'il y a un second œuf ; il se présente alors un premier danger. Si les deux placentas sont réunis, et que les circulations soient dépendantes l'une de l'autre, le second enfant peut périr par l'écoulement du sang destiné à sa vie, et qui se fera par le cordon qu'on pourra avoir oublié de soigneusement lier. Ce premier danger est une hémorrhagie mortelle pour le second enfant, qui est exposé au même sort si on exerce des tractions sur ce cordon, et qu'on décolle, ce qui est possible, les deux à la fois. Des efforts immédiats de respiration vont suivre le décollement du placenta, et, au lieu d'air, il n'entrera dans les voies respiratoires que du liquide amniotique, souvent mêlé de méconium. Le placenta peut se décoller dans la partie qui correspond au premier enfant, et la matrice ne pouvant pas se contracter convenablement, il en résulte encore une hémorrhagie, mais celle-ci funeste à la mère. Mais, en supposant que les choses se sont bien passées, et qu'on a lié le cordon comme il convient, peut-on, doit-on attendre? Les douleurs cessent, l'organe se repose. Le moment où elles reprennent est variable; cependant c'est une heure après environ. Doit-on, paisible spectateur, se contenter d'attendre? Assurément, non. La déplétion partielle de la cavité utérine fait que le second enfant n'est plus soutenu, et qu'il glisse; et il est à craindre qu'au lieu d'une des extrémités, ce ne soit le flanc ou l'épaule qui se présente. Il y a de plus à redouter cette inertie de l'organe qui est imminente après un travail long, une distension exagérée des fibres musculaires, et c'est d'ores et déjà qu'on va remédier à cet accident probable en remplissant en même temps une autre indication.

On attendra que les douleurs reprennent ; mais on n'attendra pas une heure, et on donnera une dose de seigle ergoté de 2 grammes, en six paquets, à 8 ou 10 minutes d'intervalle. Les douleurs vont expulser plus vite l'enfant par ce moyen, et l'hémorrhagie sera prévenue avant qu'elle ait pu s'établir. Il peut se faire que le placenta soit séparé, qu'il se détache, et qu'on en débarrasse la femme. Alors une question se présente, basée sur des faits bien authentiques : des enfants ont vécu et se sont développés pendant des mois entiers après la naissance d'un premier ; un nouveau travail d'enfantement les a mis au monde, vigoureux et bien portants. Ce cas est l'exception ; car les placentas sont réunis le plus souvent. Doit-on finir l'accouchement ?

5° *Expulsion, rupture des membranes du second œuf.* — Il arrive que le second œuf est engagé en entier dans l'excavation en suivant les larges voies que vient de lui ouvrir le premier, la poche des eaux vient bomber à la vulve. La déplétion trop rapide de la matrice étant un danger, on percera la poche des eaux, en ayant soin de le faire dans l'intervalle de deux douleurs, afin que le flot de liquide projeté avec force ne produise pas l'accident qu'on voulait éviter, et même que l'enfant lui-même ne s'engage immédiatement à la suite.

Les choses ne se passent pas toujours ainsi ; la rupture des membranes est successive, en effet, c'est la règle; mais elle peut être successive en sens inverse de ce qui a lieu d'habitude. Ainsi la poche engagée dans le col persiste pleine et résistante, tandis que l'autre se rompt; il se passe alors ce qui se passe dans le cas suivant, où la rupture des membranes est simultanée. Les deux enfants tendent à s'engager en même temps.

Si les deux têtes se pressent à l'orifice, une douleur pousse l'une des deux qui s'engage entraînant le corps dont elle fait partie; l'autre glisse et remonte pour être expulsée bientôt. Les deux extrémités pelviennes peuvent tendre à s'engager de concert, et les auteurs anciens se sont beaucoup occupés de la crainte qu'ils supposaient naturelle de prendre deux pieds qui scraient appartenants à deux enfants différents pour les deux pieds du même. Il est facile de se mettre à l'abri de cette erreur en glissant le long d'un de ces petits membres jusqu'au siége qu'on engage en repoussant l'autre pied. Il peut arriver encore que l'un présente le pelvis, l'autre le sommet en même temps; le mieux est de laisser aller les choses, le plus souvent l'accouchement se fait seul. Un cas très-curieux a été mentionné par M. Dubois, il appartient à l'observation d'un auteur anglais. La tête de l'un, fortement engagée, était comprise entre les jambes de l'autre, établi à califourchon sur son cou; les jambes pendaient dans le vagin. Au moment où l'honorable praticien plein de perplexité cherchait une solution possible, une bonne douleur chassa la tête, les jambes rentrèrent à mesure dans l'utérus, et l'accouchement se fit fort bien. M. P. Dubois recommande pour la délivrance de ne pas tirer sur les deux cordons à la fois; il préfère, s'il est besoin d'exercer quelques tractions, de les exercer sur le cordon du second.

Dans la dernière période du travail, la tête peut se trouver à la vulve, les contractions fortes et le travail n'avancer pas. Si toutes choses vont naturellement, que l'auscultation ne révèle aucun trouble circulatoire, car il se pourrait que le placenta se décollât, et que mort fœtale s'ensuivît, il faut attendre. Mais si au bout de trois heures rien ne change, on fait lever et marcher la malade, et si on n'a pas plus de résultat, le forceps termine la scène; du reste, agir plus tôt serait peut-être convenable, à cause des congestions cérébrales nuisibles qui résultent de cette position, et en outre pour prévenir le décollement du placenta.

Voilà donc tout l'arsenal des moyens obstétricaux que l'on peut être obligé d'employer : 1° Perforation prématurée des membranes; perforateur; 2° seigle ergoté; 3° forceps; et à l'encontre de la pratique habituelle, il faut agir vite. Tout n'est pas fini là, car les deux enfants, nous les avons fait naître sans prévenir qu'il y en aurait un au moins, si ce n'est tous les deux, qui serait faible, et tous les petits moyens de les ranimer devront être rassemblés par les soins du médecin. Il est bon aussi, et ce n'est pas peu de chose, quand on n'est pas dans un établissement de l'assistance publique, de s'assurer qu'on pourra avoir deux nourrices, ou du moins une seule vigoureuse et ayant beaucoup de lait. Un événement comme celui-là, arrivant à l'improviste, peut troubler la nouvelle accouchée dans un moment déjà de nature à l'affecter. Cela touche les intérêts et les affections de famille les plus intimes, et il est souvent heureux que le médecin ait pu préparer de longue main la nouvelle d'un événement qui émeut toujours.

PARIS. — IMPRIMERIE DE J. CLAYE, RUE SAINT BENOÎT, 7.

9 782329 153124